I0059203

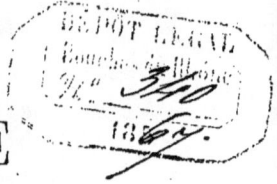

ÉTUDE MICROSCOPIQUE

SUR

L'EAU DE MER

CONSIDÉRÉE

AU POINT DE VUE MÉDICAL

PAR

LE DOCTEUR ADRIEN SICARD

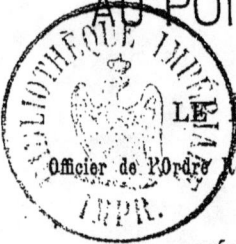

Officier de l'Ordre Royal de François Ier des Deux-Siciles & du Nichâni
Iftichar de Tunis ;

MÉDAILLES CHOLÉRA 1835, 1849, 1854.

Président de la Société Impériale de Médecine de Marseille ; Président du Comité
Médical des Bouches-du-Rhône ;
Ancien Chef de Clinique Chirurgicale de la Faculté de Montpellier ;
Ancien Médecin Adjoint de l'Hospice de la Charité de Marseille ;
Secrétaire-Général de la Société d'Horticulture et du Comité d'Aquiculture
pratique de la même ville ; Membre actif de la Société de Statistique
de Marseille, etc., etc. ;
Correspondant de plusieurs Sociétés Savantes.

MARSEILLE

CHEZ CAMOIN, LIBRAIRE,
rue Cannebière, 1.

—

1867.

MARSEILLE. — IMPRIMERIE DE JULES BARILE, RUE SAINTE, 4.

L'eau de mer est un des remèdes les plus utiles pour la guérison de maintes maladies ; mais, par un contraste très-remarquable, tandis qu'on étudie à fond les eaux minérales, l'on oublie l'eau de mer qui recèle dans son sein des produits chimiques naturels, des plantes et des animalcules de toute sorte, qui procureraient les guérisons les plus surprenantes, si l'on avait le soin de tourner vers l'eau de mer l'attention qu'on porte à maintes substances plus ou moins utiles, composées par la main des hommes.

Quel est le praticien ou l'homme du monde qui n'a observé les différentes nuances contenues dans la mer ! sont-elles dues, comme on le pense généralement, à un effet de lumière, à des plantes spéciales, à des zoophites ou à des mycrozooaires ; personne n'a étudié cette question à fond et tout porte à croire que ces prétendus effets d'optique, sont le résultat de substances animales ou végétales appelées à rendre de grands services à l'homme malade.

Désireux d'élucider ce problème, nous nous sommes étudiés pendant longues années à suivre l'eau de mer dans ses transformations, et nous avons acquis la certitude qu'il y a beaucoup à faire pour retirer de ce liquide pris en bain et à l'intérieur, tout le parti que la thérapeutique doit en obtenir.

Puissent les quelques lignes qui suivent rappeler à tous, que la mer est une ressource dans maintes maladies, mais qu'on doit user de ses eaux sans abus, et que le médecin seul peut diriger les malades dans leur emploi.

Si l'on concluait de nos études, qu'on doit réunir dans les établissements balnéaires d'eau de mer, toutes les qualités de ce liquide transformées par telles ou telles plantes, par les rochers, les zoophites, les infusoires de toute sorte, les mycro-zooaires et autres substances contenues dans les eaux de mer ; nous aurions rendu de grands services aux personnes qui souvent, sans maladies bien appréciables, sont cependant sujettes à de graves indispositions qui dégénèrent plus tard en maladies confirmées.

Tel est le but que nous poursuivons, puissions-nous l'atteindre !

ÉTUDE MICROSCOPIQUE

SUR

L'EAU DE MER

CONSIDÉRÉE

AU POINT DE VUE MÉDICAL

PAR

LE DOCTEUR ADRIEN SICARD.

> Ne rien faire et tout blâmer est
> un rôle agréable à la vanité et à la
> paresse.
>
> (SAINT-MARC GIRARDIN).

Depuis longues années nous étudions la mer et ses produits. Obligé par nos travaux aquicoles d'avoir souvent les mains dans l'eau de mer, nous avons observé que dans certaines circonstances, nous souffrions horriblement dès que notre pouce se trouvait en contact avec ce liquide.

Il est bon de noter qu'à la fin d'une longue maladie, nous avons perdu la première phalange de ce doigt, et que par suite de la cicatrisation de la plaie qui a donné passage à l'os, il existe vers la partie moyenne du pouce et sous l'ongle que nous conservons, un point excessivement douloureux au moindre contact; c'est dire que les tendons et les filets nerveux de la première phalange du pouce se trouvent sous une

peau excessivement mince ; aussi , le moindre contact de ce point spécial est suivi de douleurs atroces
dans l'avant-bras, douleurs dessinant toutes les sinuo-
sités des muscles et des filets nerveux de l'avant-bras
et du bras , à tel point qu'elles se font ressentir dans
l'épaule droite lorsqu'elles sont portées à leur pa-
roxisme , et de là, se transmettent à l'axe cérébro-spi-
nal en photographiant, pour ainsi dire , la myologie et
la névrologie du patient.

Ces effets de l'eau de mer dans certaines circonstances, ont attiré notre attention, qui s'est trouvée fixée
par un phénomène spécial se développant dans un de
nos *aquaria*.

Nous possédons cinq de ces appareils ; celui qui
nous occupe dans ce moment est d'une contenance de
plus d'un hectolitre; nous y avions placé diverses pierres qui étaient recouvertes d'une petite quantité de
mousse verte ; depuis le moment où ces rochers s'y
trouvaient, nous avions remarqué que l'eau de mer pre-
nait une teinte de plus en plus verdâtre et avait fini
par devenir d'un beau vert-émeraude.

Cet aquarium est le seul dans lequel nous ayons mis
des pierres recouvertes de cette qualité de mousse, et
le seul aussi qui présente les phénomènes ci-dessous
relatés.

Nous devons aussi faire observer que l'aquarium ci-
dessus désigné est construit de telle façon qu'aucune
parcelle de métal n'est en contact avec l'eau de mer,
le fond étant formé d'une ardoise et les glaces parfaitement ajustées.

Pensant que l'eau devait renfermer quelque ma-

tière étrangère , nous l'avions remplacé plusieurs fois
et, malgré ce changement, elle devenait toujours verte;
nous avions même observé que le contact de ce liquide
était toujours très-douloureux pour la main qui y
était plongée, et que dans maintes circonstances il
nous était impossible de l'y laisser.

Observez que nous ne parlons pas seulement de la
main malade, mais encore de celle qui n'a aucune in-
firmité. Le contact de cette eau nous donnait de
grandes douleurs dans le bras sain, douleurs, qui ve-
nant s'irradier dans la colonne vertébrale, produisaient
des souffrances intolérables dans le pouce du côté
opposé, le nettoyage des glaces de l'aquarium nous
obligeant à tenir tout le bras dans l'eau.

Frappé de ces inconvénients spéciaux à ce seul appareil, nous nous sommes demandé quelle pouvait en
être la cause et nous avons étudié cette eau de mer,
non par les procédés chimiques qui ne nous donnaient
rien, mais en la prenant telle quelle et la soumettant
au microscope. C'est le résultat de cette étude que nous
allons mettre sous les yeux de nos lecteurs.

Prenant de l'eau de mer dans cet appareil, nous en
avons rempli un grand bocal que nous avons soustrait
à la lumière , tout en le laissant à l'air.. Au bout d'un
certain temps, cette eau jaunissait et il se déposait au
fond une substance verte ; après quelques mois de sé-
jour à l'ombre, elle est revenue presque à son état
normal.

Nous avons renouvelé maintes fois cette expérience qui ne nous a pas toujours donné le même résultat. Nous avons, en effet, depuis plus de six

mois, de cette eau placée en divers endroits, elle a toujours conservé sa couleur verte selon les circonstances.

L'eau prise dans l'aquarium est d'un vert émeraude; si vous la soumettez à un fort grossissement (300 diamètres), vous y trouvez des quantités innombrables d'infusoires. Les *monades* sont en plus grande quantité, elles sont d'une couleur très-foncée, les *amibes* s'y trouvent en abondance et les *volvoces* s'y promènent. Nous devons observer que tous ces animaux ont une couleur beaucoup plus foncée que dans l'état normal; nous ne pouvons affirmer qu'il n'y ait quelques végétaux quoique nous n'en ayons point vu.

Si vous prenez cette eau et que vous la filtriez plusieurs fois à travers du papier, même en deux doubles, vous obtenez sur le filtre quelques infusoires verdâtres, mais l'eau n'est pas modifiée et continue à conserver sa couleur qui diminue d'intensité et passe un peu au jaune. Dix jours après, vous trouvez dans le fond du vase un dépôt vert-émeraude et l'eau est jaune-canari. Elle se maintient ainsi pendant quelques mois, puis elle s'éclaircit en laissant un dépôt vert. Si on l'agite, elle reprend la couleur verte moins foncée et laisse facilement déposer la matière verte.

Nous avons mis sous les yeux de nos collègues du Comité Médical des bocaux contenant cette eau placée dans diverses conditions, et provenant toute en principe du même aquarium; elle date de la même époque, trois mois 1/2; des poissons et crustacés vivaient dans cette eau.

Le n° 1 représentait l'eau naturelle conservée

dans une grande bouteille noire et très-exposée au jour (inutile de dire que les bouteilles ou autres subissent le contact de l'air); cette eau est jaune-verdâtre, pèse 3 degrés $\frac{4}{10}$ à l'aréomètre de Baumé, mise dans la bouche, elle n'a aucune saveur spéciale et ne paraît pas trop salée. Vue au microscope, l'on trouve, dans le fond du verre à expériences, des cristaux de diverses espèces et des *monades* dont une partie est en mouvement, tandis que la plus grande quantité se trouve au repos.

Le bocal n° 2 contient de la même eau qui a été moins exposée au jour; elle fournit très-peu d'infu-soires qui sont tous au repos. L'aréomètre marque 3 degrés $\frac{5}{10}$, la couleur est identique au n° 1, mais cette eau produit sur le palais une saveur plus salée et amère.

Nous trouvons dans le bocal n° 3, dont l'eau était moins au contact du jour, de très-rares *monades* et quelques *volvoces*, le tout est au repos. L'aréomètre marque 3 degrés $\frac{5}{10}$. La saveur de cette eau est plus amère que celle du n° 2.

Nous possédons dans le bocal n° 4 l'eau qui avait été filtrée à travers quatre papiers et cela depuis qua-tre mois, elle a été soigneusement décantée; le micros-cope vous décèle à peine quelques cristaux et quel-ques infusoires, mais point de vie dans ces animaux. L'aréomètre marque 3 degrés $\frac{5}{10}$. Ce liquide est inco-lore; le palais accuse peu de sel et point d'amertume.

Dans le n° 5 nous avons placé la même eau, mais l'on a mélangé le dépôt avec l'eau ci-dessus.

Le microscope montre des quantités considérables de *monades*, d'*amibes* et de *volvoces*, les uns
sont opaques et les autres transparents; il y a de
la vie parmi ce petit monde. Cette eau, d'une teinte vert-
clair, marque 3 degrés $\frac{5}{10}$ à l'aréomètre, elle se trouve
salée et donne à la bouche un parfum *sui generis*.

Vous trouverez sous le n° 6, de l'eau de mer qui,
précédemment prise dans l'aquarium, fut transvasée
dans une grande jarre en terre où elle se trouve depuis
plusieurs mois, elle marque 3 degrés $\frac{1}{10}$ à l'aréomètre, sa couleur est d'un vert beaucoup plus foncé que
la précédente, le microscope permet de constater
des myriades de *monades*, d'*amibes* et de *volvoces*; ces
infusoires sont d'une grosseur anormale, doués d'une
très-grande vitalité et d'un coloris très-foncé. L'eau
est d'une saveur salée et amère, il s'y joint un parfum
aromatique très-agréable. Il faut noter que nous avons
eu le soin de placer au fond de la jarre quelques-uns
des *rochers moussus* qui se trouvaient dans l'aquarium,
et que nous avons remplacé l'eau de mer évaporée
par une même quantité d'eau douce, ce que nous
avons toujours le soin de faire dans nos *aquaria*.

A la même époque nous avons montré à nos collègues du Comité Médical des Bouches-du-Rhône, de
l'eau de mer naturelle conservée depuis 2 mois dans
la même bouteille. L'aréomètre marque 4 degrés. Le
microscope décèle dans cette eau des cristaux, des
monades et *volvoces* en petite quantité; ces animaux
sont dans des conditions de développement moindres
que ceux qui vivent dans les eaux dont nous venons
de parler. L'on trouve, dans le fond du verre à expé-

rience, quelques globules arrondis, d'un fort diamètre, qui ressemblent à des œufs au centre desquels serait placé un corps qui se meut. Ce liquide est d'une parfaite limpidité, sa saveur est simplement salée.

L'eau contenue dans le flacon n° 8 est telle qu'on la trouvait dans l'aquarium, sa couleur est d'un beau vert-émeraude, elle pèse 3 degrés $\frac{5}{10}$ à l'aréomètre. Sa saveur est très-amère. Soumise au microscope, cette eau présente des myriades de myriades de *monades* d'une couleur très-foncée et portant une queue, des *volvoces* de couleur très-foncée et des points immobiles d'une couleur noirâtre; sont-ce des monades immobiles ou des végétaux? Nous ne pouvons l'affirmer.

Des études que nous avons soumises au bienveillant examen de la section scientifique du Comité Médical des Bouches-du-Rhône, il nous semble résulter que nous devons porter une attention spéciale sur l'eau de mer employée soit comme bains hygiéniques, soit comme moyen curatif, et nous n'hésitons pas à proclamer que la continuation de ces études changera la face des établissements hydrothérapiques d'eau de mer, en y introduisant des eaux d'un caractère particulier et qui, sans aucun doute, doivent apporter à la thérapeutique de nouveaux médicaments.

Nous attribuons une partie des accidents produits sur quelques personnes bien portantes par les immersions dans l'eau de mer, aux causes que nous venons de signaler; car la présence d'infusoires pouvant traverser les pores de la peau, puisqu'ils filtrent à travers un papier en plusieurs doubles, doit agir d'une manière spéciale sur certaines individualités. Nous pensons donc que nos études pourront conduire un jour à la découverte de produits thérapeutiques naturels de la plus haute importance.

Telles étaient les études que nous avions soumises à l'appréciation de la section scientifique du Comité Médical des Bouches-du-Rhône, et qui ont été insérées dans ses actes.

La bienveillance avec laquelle nos travaux ont été reçus par nos collègues, et la discussion (1) sérieuse qui a suivi cette communication, nous fait un devoir de continuer ces études qui se terminaient au mois de janvier 1867.

Reprenant donc à nouveau, les eaux de mer conservées ainsi qu'il a été décrit dans le commencement de ce mémoire, nous allons suivre leurs transformations jusqu'au mois de juillet de la même année. Heureux si ces travaux pratiques peuvent rendre service à l'humanité souffrante, et donner à plus savant que nous, le désir de les continuer.

La même eau de mer a été conservée de deux manières différentes. En premier lieu, dans des bouteilles d'une contenance de 10 à 15 litres, et d'autre part, dans des bocaux qui ont été présentés au Comité Médical le 25 janvier 1867.

Nous avons gardé, dans notre cabinet les bocaux

(1) Voir tome septième du recueil des actes du Comité Médical des Bouches-du-Rhône. Compte-rendu de la Commission scientifique. (Séance du 23 janvier 1867).

débouchés; nous les tenions dans une boîte découverte; un peu de papier remplissait les intervalles entre les bocaux et la boîte. Ces vases ont huit centimètres de hauteur; ils avaient en principe sept centimètres de hauteur d'eau, et leur largeur est de trois centimètres de diamètre.

L'on remarquera, sans doute, que nous insistons sur tous les petits détails de nos études, parceque nous sommes d'avis que le premier devoir de l'homme qui travaille pour les autres, est de dire de quelle manière il opère pour parvenir aux résultats obtenus; c'est le seul moyen d'éviter à ses successeurs des travaux devenus inutiles, faute de prendre certaines précautions.

Nous étudierons successivement l'eau de mer contenue dans les bouteilles et celle placée dans les bocaux, chacune de ces deux études se rapportent aux numéros précédemment indiqués. Nous aurons le soin de noter la quantité d'eau évaporée dans chaque bocal. Nous prions donc nos lecteurs de vouloir bien nous suivre dans des détails qui pourront paraître puérils à quelques-uns, mais qui, nous osons l'espérer, seront utiles à tous.

Nous avions l'intention de commencer nos études par l'eau de mer contenue dans les bouteilles, mais comme nous trouvons un bocal portant le n° 1, qui n'a pas son similaire, l'on nous permettra d'intervertir l'ordre pour ce seul cas.

L'évaporation du bocal n° 1 a été de 2 centimètres. L'eau est d'un blanc jaunâtre avec fond vert-clair.

En soumettant au microscope, (300 diamètres),

sans la bouger, l'eau de mer qui fait le sujet de cet article, nous trouvons au fond du verre à expérience, diverses concrétions salines, des débris *d'annélides* microscopiques, quelques *monades* et *volvoces* au repos. Rien ne bouge dans ce liquide.

Prenant ensuite, avec un tube de verre, la partie verdâtre contenue dans le fond du bocal, nous la mettons sous le microscope. L'on y distingue des cellules verdâtres qui font l'effet de plantes groupées, mais l'on ne trouve aucun animal dans ces végétaux, et cependant, dans les études subséquentes, faites à 80 diamètres sur un paquet de ces herbes d'une couleur jaune-verdâtre, nous avons vu un animal, toujours caché dans les feuilles et dont les formes et la tournure sont tout-à-fait différentes de celle des animaux trouvés précédemment.

Si l'on agite fortement le bocal pour mélanger le fond avec l'eau, et si l'on a le soin de gratter ce fond au moyen d'un tube de verre, l'on parvient, non sans peine, à désagréger une partie du dépôt ; l'eau prend alors une couleur louche.

Soumis au microscope, l'on distingue dans l'eau des paquets de végétaux et une ou deux *monades* en vie.

Le 1er juillet de cette année, l'eau désignée sous le n° 2 et contenue dans une bouteille ci-dessus décrite, pèse 3 degrés à l'aréomètre de Beaumé ; elle est claire, très-salée, mais peu amère et sans arrière-goût.

Le microscope (300 diamètres), décèle dans l'eau quelques *monades*, en petite quantité, l'on trouve au fond du verre à expérience, des cristaux (1) de toutes formes et quelques plantes.

Si l'on bouge la bouteille, l'eau prend une légère couleur verdâtre, les plantes et les cristaux sont dispersés dans le liquide, et celui-ci, soumis au microscope, ne laisse déposer qu'après un temps plus ou moins long, les végétaux qui se trouvent en proportion très-infime.

Passant au bocal n° 2, nous trouvons qu'il s'est évaporé 1 centimètre 4 millimètres d'eau de mer ; cette eau conserve une couleur blanc-jaunâtre, l'on voit au fond et autour du bocal une substance verte. Il surnage au-dessus de l'eau une espèce de barégine. Ce liquide est à peine salé. Soumis au microscope, l'on trouve quelques cristaux dans le fond du verre à expérience.

C'est en vain qu'on agite avec force l'eau contenue dans le bocal, l'on ne peut parvenir à détacher quelques lambeaux des végétaux développés dans le fond, qu'en grattant celui-ci avec une lame de verre, la résistance est telle, qu'on a toutes les peines du monde à y parvenir.

Nous prenons un des morceaux des plantes détachées et nous le soumettons, avec l'eau, sous le microscope, l'on y voit 2 ou 3 *monades* d'une grosseur démesurée. La plante détachée par le verre est magnifique, l'on voit dans ses branches un animal de la grosseur

(1) Nous passons sous silence les formes de cristaux, parce qu'elles sont les mêmes dans toutes les eaux de mer, il serait donc inutile de répéter ce que tout le monde sait.

d'une puce ordinaire ayant la forme des *branchions* ; sa queue est moins transparente que le reste de l'animal ; il jouit d'une parfaite santé et se promène dans les divers rameaux de la plante.

Nons en arrivons à la bouteille portant le n° 3, L'eau est très-claire, salée et un peu saumâtre ; elle pèse 3 degrés $\frac{1}{10}$ à l'aréomètre.

Le microscope, nous décèle la présence des cristaux de toute forme. Quelques petites *monades* et des rares plantes jaunâtres, telle est la composition de cette eau de mer.

Si nous agitons la bouteille, l'eau prend une teinte vert-olive jaunâtre, sa saveur est beaucoup plus amère. Nous trouvons sous le microscope quelques *monades*, dont plusieurs au repos. Les plantes sont à feuillages jaune-pâle d'une forme plus allongée que les précédentes, les feuilles sont moins fournies, et nous ne trouvons plus d'animaux dans leurs interstices.

Quant au bocal portant le n° 3, l'eau qu'il contient est très-claire, peu salée et non amère. Il y a 2 centimètres d'évaporation. L'on voit au microscope, dans le fond du verre à expérience, quelques plantes verdâtres et point de cristaux.

Si l'on agite le bocal, tout se dissout dans l'eau, l'on ne voit plus de dépôt. Soumis au microscope, ce liquide contient des *monades*, quelques *amibes* et des cristaux. Il y a plus de vie que dans les eaux de mer étudiées précédemment.

L'eau n° 4, contenue dans la bouteille, est limpide, mais un peu louche, sa saveur est salée et amère, son goût est un peu saumâtre. Elle pèse 3 degrés $\frac{3}{10}$ à l'aréomètre.

Nous trouvons sous le microscope des plantes et des cristaux, mais rien ne décèle la présence des animaux.

Quant au bocal portant le même numéro, l'eau qu'il contient est parfaitement limpide et claire, à peine si l'on distingue un peu de fond ressemblant à de la poussière. Il s'est évaporé 1 centimètre 6 millimètres d'eau ; celle-ci est très-salée et amère.

Soumise au microscope, cette eau de mer décèle la présence de *monades* imperceptibles, l'on y trouve quelques cristaux et des traces de végétation. En l'agitant, vous voyez quelques *monades* mortes et quelques rares indices de plantes.

Observons en passant, que les numéros 4 et 5 étaient extraits de la même bouteille d'eau filtrée, la différence qui existait entre les deux eaux de mer, était produite par la seule agitation du liquide.

L'on voit au fond du bocal qui nous occupe, un tapis d'un beau vert-émeraude qui se continue à quelques millimètres sur les parois de la bouteille, de plus, du côté regardant le jour, l'on trouve vers le milieu du liquide, et placé contre les parois du verre, des plantes arrondies, couleur bronze, espèces de *cocardes* qui sont identiques à celles développées dans plusieurs de nos *aquaria*.

Si nous bougeons ce liquide, il prend une teinte verdâtre, c'est le n° 5 de nos études. Soumis au microscope, l'on y trouve une grande quantité de végétaux et quelques *monades* au repos. Les plantes sont très-grèles et d'une végétation primitive.

Le bocal contenant la même eau n° 5, nous fournit 2 centimètres d'évaporation. Le fond du vase est d'un beau vert-émeraude, cette eau est très-salée, excessivement amère et ayant un goût particulier mais non aromatique.

L'inspection microscopique montre quelques cristaux, tous bordés de vert, des plantes, mais aucun animal vivant.

Si l'on bouge le bocal et qu'on racle le fond, malgré toute la peine qu'on se donne, il est impossible de détacher toute la substance verte; cependant le liquide prend une teinte vert-clair.

Le microscope décèle au fond du verre à expérience, quantité de plantes vertes, ressemblant à la *lentille d'eau douce*, quelques *monades* en vie. De petits cristaux tapissent le fond du vase. Nous devons observer que tous ces cristaux, sans exception, sont bordés de vert.

Eau contenue dans la jarre désignée sous le n° 6; elle pèse 3 degrés à l'aréomètre, d'une saveur très-salée et amère, sans arrière-goût; cette eau est claire, mais tient en suspension même à l'œil nu, des quantités considérables de points verts qui sont des végétaux. Douleurs intolérables dans la main qu'on y plonge, forte odeur de poisson sur la peau, quoique ces animaux ne soient plus placés dans ce liquide.

Le microscope montre au fond du vase à expérience des quantités innombrables de végétaux, mais simples, non ramés, ressemblant à des *lichens*. Pas un seul animal.

En bougeant l'eau et raclant le fond du vase, l'on trouve dans cette eau d'immenses quantités de plantes vertes qui se déposent très-vite, sa saveur est excessivement amère. Au microscope, cristaux et plantes, mais aucun animal vivant.

Passant au bocal portant le n° 6, nous observons qu'il s'est évaporé 1 centimètre 5 millimètres d'eau ; ce liquide est jaune-verdâtre clair. Une grande partie du fond du vase est tapissée par une mousse d'une couleur vert-pistache foncé.

L'eau est très-amère, salée, laissant un arrière-goût amer très-désagréable, saveur qui se prolonge pendant un long laps de temps après la dégustation.

Nous trouvons sous le microscope quelques petites *monades* amaigries et une grande quantité de végétaux. Il en est de toute sorte et de toute dimensions, plus quelques cristaux de diverses formes.

Les plantes ne recèlent aucun animal vivant, et leurs formes sont toutes différentes de celle des végétaux que nous avons observés précédemment. Elles sont beaucoup plus compactes et, pour nous servir d'un terme de comparaison aisé à saisir pour tous nos lecteurs, elles ressemblent à des choux pommés qu'on placerait à côté d'autres plantes branchues ; leur couleur est vert-glauque, elles résident au fond de l'eau.

Mais si nous bougeons le bocal et que nous raclions ses parois avec force, l'on trouve alors dans l'eau soumises au microscope, quelques *monades* qui se remisent dans les plantes détachées du fond du vase, végétaux qui sont alors branchus comme ceux que nous avons observés dans les autres eaux de mer.

Nous voyons flotter dans le liquide d'immenses lambeaux de plantes qui ont évidemment été arrachées du fond du bocal, et d'une telle grosseur, qu'on peut les examiner à un moindre grossissement. Vues à 100 diamètres, ce qui permet de fouiller dans leur branche et feuillage, nous trouvons des petites boules de diverses dimensions, les unes attachées aux plantes, d'autres, dispersées, l'on dirait des graines en grande quantité ayant à ce grossissement la dimension de graines de millet plus ou moins développées, l'une des plantes contient une *amibe*.

Rappellons-nous que le bocal désigné sous le n° 7, contenait de l'eau de mer naturelle, se trouvant aujourd'hui depuis huit mois, hors de l'immensité des mers. Il s'est évaporé 1 centimètre 7 millimètres d'eau. Ce liquide est clair et limpide, laissant à peine au fond du vase un léger dépôt grisâtre ; sa saveur est salée, un peu amère, sans arrière-goût.

Nous voyons sous le microscope, quelques petites *monades*, des cristaux très-tenus et quelques plantes, toutes au fond de l'eau. Si l'on agite le bocal et qu'on racle le fond, l'on trouve quelques végétaux un peu plus gros.

Avant de passer au n° 8, nous croyons devoir donner quelques renseignements sur l'aquarium qui avait fournit l'eau contenue dans ce bocal.

L'eau s'y maintient toujours verte, nous l'avons changée en partie, et malgré cette addition d'eau prise à la mer, elle a toujours conservé sa couleur vert-émeraude, qui est un peu moins intense. Le pèse-sel marque 3 degrés $\frac{5}{10}$. Cette eau est très-salée, d'un goût aromatique, mais qui n'est pas identique à celui que nous avons indiqué dans nos précédentes études, à la date du 23 janvier passé.

L'examen microscopique de cette eau de mer nous montre : des végétaux dans le fond du vase, des *volvoces* et des *monades*. Ces animaux sont très-colorés, mais nous devons à la vérité de dire que les *monades* sont excessivement petites.

Nous en revenons au bocal n° 8, contenant l'eau de mer telle qu'elle avait été présentée au Comité Médical, dans sa séance du 23 janvier 1867.

L'eau est verte, mais claire, il s'est évaporé 1 centimètre 7 millimètres de liquide, sa saveur est très-salée, laissant après son contact au palais, de l'amertume à la bouche, sensation moins désagréable que celle produite par l'eau du bocal n° 6. L'on y retrouve un goût particulier difficile à définir. Le fond du bocal est garni d'un millimètre d'épaisseur, de végétaux d'un beau vert-émeraude.

Microscope. L'on trouve au fond du verre à expérience, quelques cristaux et des plantes en très-petite quantité, mais d'une couleur vert-émeraude très-foncé. A peine avons-nous commencé à remuer vivement le bocal que toutes les plantes se sont détachées du fond. L'eau est immédiatement devenue vert-émeraude très-foncé. Il nous a été impossible de briser toutes les plantes, les plus gros débris flottent à la surface de l'eau. La saveur de ce liquide n'a pas changé, sauf son amertume, qui est encore plus prononcée.

Le grossissement de 300 diamètres décèle dans cette eau des quantités innombrables de *monades*, les unes, à peine visibles, les autres, un peu plus grosses, elles nagent à la superficie de l'eau, dans la partie moyenne du liquide et l'on en voit de grandes quantités au repos dans le fond du verre à expérience.

Notons que l'on ne trouve aucun animal vivant dans les plantes contenues dans cette eau, et qu'il lui faut plus de 48 heures pour déposer les végétaux et prendre une teinte jaune-blanc.

Tous ceux de nos lecteurs qui auront suivi attentivement les observations ci-dessus énoncées, conclueront avec nous que l'on doit étudier plus particulièrement l'eau de mer dans les mille circonstances où la placent l'air et les lieux.

Il est positif, d'après nos études, que l'eau de mer subit des transformations particulières, selon les époques de l'année et les végétaux et animaux microscopiques qui se développent dans ce liquide ; c'est donc vers ce but que doivent tendre les études des praticiens.

Nous savons que les observations que nous indiquons sont longues et pénibles, mais la route est tracée, et nous sommes assurés qu'elle sera parcourue par ces hommes de labeur auxquels l'on peut appliquer ce que dit Ovide « le plaisir qu'on apporte au travail » empêche d'en sentir la fatigue. » Nous nous estimerons heureux, si nous avons pu placer un jalon qui les guide dans ces travaux futurs.

Rappelons-nous en terminant, ce que disait Aristote. « Celui qui entre dans la carrière des sciences » doit jeter l'œil sur ceux qui le devancent et non » sur ceux qui le suivent. »

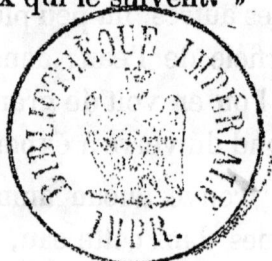

BIBLIOTHÈQUE IMPÉRIALE IMPR.

51

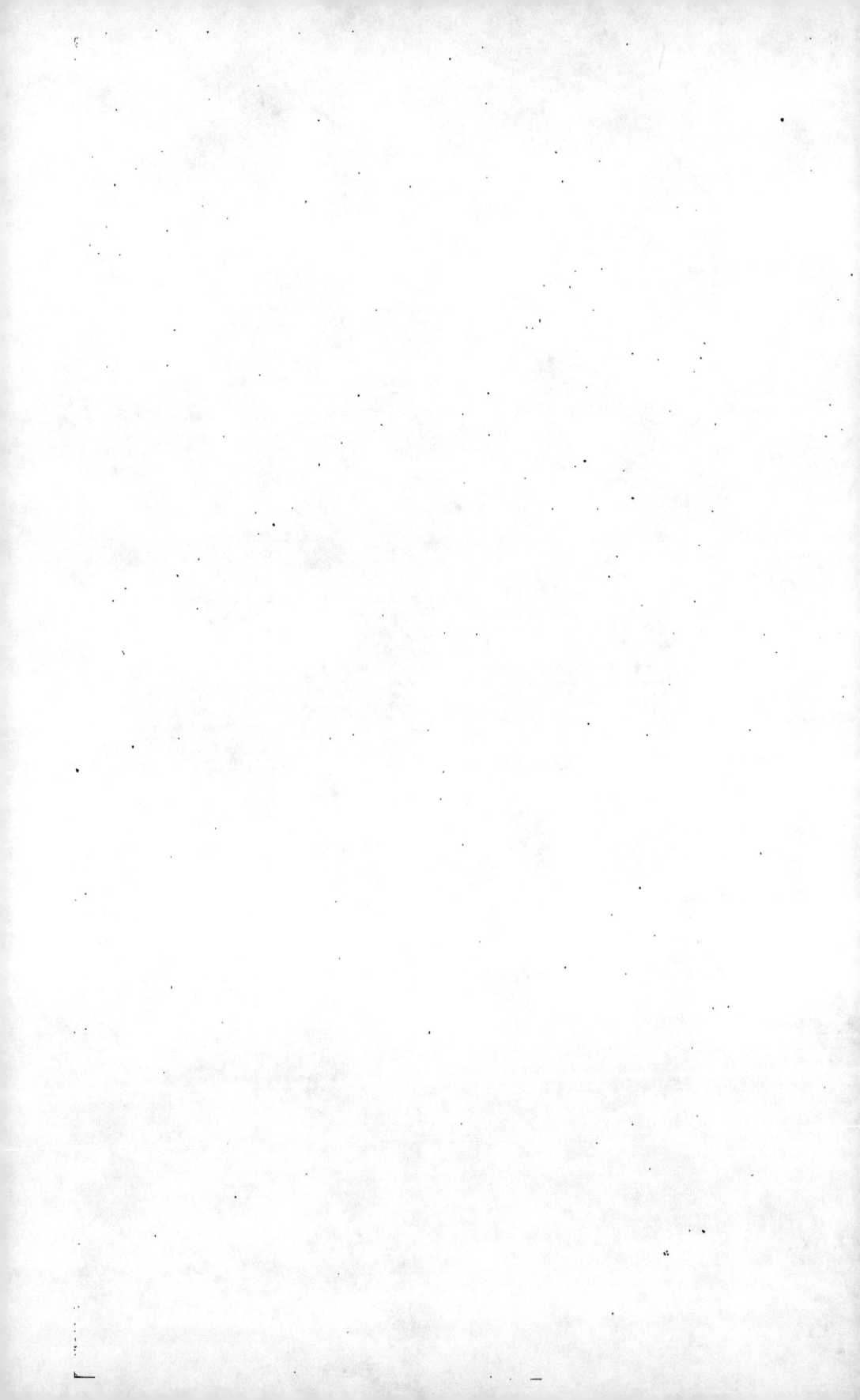

www.ingramcontent.com/pod-product-compliance
Lightning Source LLC
Chambersburg PA
CBHW070202200326
41520CB00018B/5504